NOTICE POPULAIRE

SUR L'IMAGE DE

NOTRE-DAME DE LILLE

DITE

NOTRE-DAME DE LA TREILLE

Par M. l'abbé CAPELLE, Missionnaire apostolique.

VU ET PERMIS D'IMPRIMER.

Cambrai, 1er mai 185'.

LELEU, VIC.-GÉN.

NOTRE - DAME DE LA TREILLE.

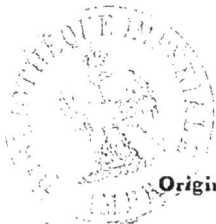

I

Origine du culte de Notre-Dame de la Treille.

Au temps où la ville de Lille s'appelait la capitale de la Flandre française, avant que l'impiété ne vînt détruire tout ce qui racontait la gloire des vieilles cités, on voyait dans cette ville une église remarquable par son antiquité, ses richesses artistiques, et plus encore par le souvenir des grandes choses qui s'étaient passées sous ses voûtes séculaires. Erigée sur le terrain occupé aujourd'hui par la salle de concert et la prison, on l'appelait l'église collégiale de St-Pierre. Sa construction avait été commencée en l'année 1047, par Bauduin V, comte de Flandre, à qui l'on peut dire que la ville, resserrée alors dans une enceinte bien étroite, est redevable de son existence régulière. L'église formait comme le centre de la cité, et cette terre, appelée à devenir un jour une des plus riches et des plus puissantes villes de France, se peuplait d'habitants qui venaient demander un asile à l'ombre de la maison de Dieu. En l'année 1066 l'église était achevée, et sa consécration, à laquelle assista le roi de France Philippe Ier, entouré d'une multitude de chevaliers célèbres, se fit avec la plus grande pompe : on y vit paraître les reliques de tous les saints révérés dans le pays.

Cette église, dont le pieux fondateur racontait que son père Bauduin IV avait recouvré la santé par l'intercession de la sainte Vierge, en appelant les chrétiens à venir invoquer le Père des miséricordes, les appelait aussi à venir demander la protection de la Mère du Sauveur. Marie, comme dans toutes les églises catholiques, y avait son autel; et son image, devant laquelle nos aïeux se prosternaient, s'appelait Notre-Dame de la Treille. Ce nom lui avait été donné parce qu'elle se trouvait placée derrière une grille ou treille en fer, selon l'usage usité alors généralement dans la contrée [1]. Il ne répugne pas de croire que cet

---

[1] L'image de N.-D. de Grace de Cambrai, presqu'aussitôt après son installation solen-

usage avait été inspiré par une pensée de foi, et que cette treille était un emblème, comme le moyen-âge aimait à en voir partout. Elle faisait comprendre que la sainte Vierge était semblable aux chanceliers [1] de nos anciens rois, qui se tenaient derrière une grille lorsqu'ils donnaient leurs audiences. La Mère de Dieu apparaissait ainsi comme la grande dame, la *chancelière* qui recevait les *placets* pour les présenter au Roi des rois, et faisait passer les lettres de grâce qu'elle avait obtenues en faveur des malheureux qui se présentaient devant elle.

Cette sainte image, qui depuis fut décorée du nom de Notre-Dame de Lille, existe encore aujourd'hui : c'est elle qui doit être portée triomphalement dans la fête séculaire que la vieille capitale de la Flandre se dispose à célébrer.

Taillée dans un bloc de pierre calcaire, elle représente la Mère de Dieu assise, tenant dans la main droite un sceptre, et serrant de son bras gauche l'enfant Jésus qui est assis sur ses genoux. Sa hauteur, depuis la base jusqu'au sommet de la tête, est d'environ 80 centimètres. Sans être un chef-d'œuvre de statuaire, elle porte un caractère de naïveté qui ne déplaît pas à l'œil, et sa figure a une empreinte de douceur et de tendresse que le cœur chrétien aime à trouver dans les représentations de la Mère de Dieu. La peinture qui la recouvre, en lui laissant un cachet d'antiquité, aide à faire ressortir la délicatesse de ses traits. Voici ce qu'écrit de cette figure le père Vincart : « Ceux qui ont considéré de plus près cette sainte » image, et ont pris garde aux linéaments du visage et à la com- » position de ses yeux disent, par l'expérience qu'ils en ont faite » eux-mêmes, qu'il y a des attraits particuliers de dévotion qui ne » proviennent pas du tailleur ny de son ciseau, mais de quelque » grace et vertu divine qui s'y est imprimée. » Autour d'elle, et jus- qu'à hauteur de ceinture, est une treille en bois qui a remplacé celle en fer d'autrefois; sur le devant de cette treille sont les armoiries de l'ancien chapitre de Saint-Pierre, et de Marguerite de Constan- tinople, dont nous parlerons tout-à-l'heure.

Cette statue, échappée au marteau destructeur, est sans contredit le plus ancien monument de la ville de Lille, le seul qui a vu passer autour de lui toutes les révolutions dont le pays a été le théâtre : elle résume, en quelque sorte, l'histoire entière de la cité. Les grands souvenirs qu'elle rappelle et les noms des personnages il- lustres qui sont attachés à l'histoire de son culte, suffisent pour la

---

nelle dans la cathédrale de cette ville, fut placée derrière une grille en fer. L'image miraculeuse de la sainte Vierge, conservée dans l'église St-Pierre à Douai, était aussi primitivement derrière une grille.

[1] On sait l'étymologie du mot chancelier, en latin *cancellarius*, de *cancella*, petite ouverture, fente, interstice qui se trouve entre les barreaux d'un treillage.

rendre digne du respect et de l'amour de tous ceux qui aiment l'antiquité et la patrie ; mais aux yeux du chrétien elle jouit de prérogatives qui la rendent bien plus vénérable encore : c'est qu'à ses pieds, Dieu a fait éclater des prodiges de bonté et de puissance à l'égard des infortunés qui réclamèrent la protection de celle qu'elle représente.

I I

Établissement de la Confrérie de Notre-Dame de la Treille.

Il n'y avait pas encore deux siècles que l'image de N.-D. de la Treille était vénérée dans son sanctuaire, recevant les hommages de tout chrétien qui pénétrait dans la basilique ; elle avait vu agenouillés devant elle saint Thomas de Cantorbéry, saint Louis roi de France, saint Bernard abbé de Clairvaux [1], lorsqu'en 1254, le dimanche après la Trinité, des miracles commencèrent à éclater dans sa chapelle, et mirent en émoi toute la religieuse population lilloise. Les détails de ces faits prodigieux ne sont point parvenus jusqu'à nous ; mais, quoi qu'il en soit de l'absence de ces documents, l'authenticité de ces faits ne laisse pas d'être acquise à l'histoire, car ils donnèrent naissance à une association et à une procession qui, comme des monuments érigés aux yeux de tous ceux qui ont dû en être les témoins, en sont des preuves irrécusables.

La fille de Bauduin IX, empereur de Constantinople, Marguerite, à qui ses vertus et ses bienfaits en faveur des Lillois ont acquis un nom immortel, gouvernait alors le comté de Flandre. Eprise d'une tendre affection pour l'image de N.-D. de la Treille, dans le sanctuaire de laquelle elle voyait les malheureux trouver la consolation, la santé et la vie, la bonne comtesse, en fondant pour les pauvres, les protégés de Marie, l'hospice du Béguinage, l'hôpital de Seclin et le prieuré de Fives, voulut relever, autant qu'il était en elle, l'honneur de l'image bien-aimée dont le culte lui inspirait des œuvres de charité si généreuses. Pour cela, avec l'agrément du prévôt de St-Pierre, elle fit ériger, en 1254, sous l'invocation de Notre-Dame de la Treille, une confrérie, que les bulles du pape Alexandre IV confirmèrent la même année et enrichirent d'indulgences.

Cette Confrérie, en tête de laquelle la comtesse Marguerite inscrivit son nom et celui de son fils, Guy, comte de Flandre, ne tarda pas à montrer, dans ses dyptiques, les noms des personnages les plus illustres. Tous les hauts et puissants seigneurs de la contrée réclamèrent l'hon-

---

[1] Aux noms de ces saints personnages, il faut joindre celui de saint Vincent Ferrier, qui vint à Lille deux siècles après.

'neur d'en faire partie; bientôt sa renommée s'étendit au-delà des limites de la Flandre et des Pays-Bas, et les nobles maisons de France et d'Allemagne vinrent unir leurs noms à ceux des maisons de Lalaing, de Gavre, de Lannoy, etc., etc. Les bourgeois et les artisans imitaient l'exemple des seigneurs; leurs noms se lisaient à côté de ceux des comtes et des barons, et ces fiers gentilshommes ne dédaignaient pas, sous les auspices de N.-D. de la Treille, de contracter une espèce de fraternité avec le pauvre manouvrier.

I I I

Institution de la procession en l'honneur de Notre-Dame de la Treille.

Quinze ans s'étaient écoulés depuis l'établissement de la Confrérie; la Mère de Dieu ne cessait de signaler sa bonté et la puissance de son intercession envers les fidèles qui priaient devant son image; les *ex-voto* appendus à sa treille, et dont le nombre augmentait chaque jour, attestaient la reconnaissance de ceux qu'elle avait secourus. Heureux témoins de ces merveilles, les chanoines de Saint-Pierre voulurent de nouveau en consacrer la mémoire, et les membres du Magistrat, qui voyaient avec un saint orgueil leur cité travaillée par des miracles et recevoir une illustration qui grandissait de plus en plus, se joignirent au corps capitulaire pour payer à leur glorieuse patronne un tribut de solennelles actions de graces, auquel ils voulaient astreindre aussi la postérité la plus reculée.

Une procession qui fut pour N.-D. de la Treille ce qu'étaient, dans l'antiquité, les honneurs du triomphe pour les héros qui avaient rendu les plus grands services à la patrie, fut instituée. La comtesse Marguerite, ne voulant priver personne du bonheur d'y assister, et sachant combien les pompes de la religion sont propres à toucher les cœurs et à faire rentrer les coupables en eux-mêmes, publia un édit qui accordait aux gens en fuite pour dettes, la liberté de rentrer en ville afin de prendre part à la fête, avec défense à leurs créanciers ou gens de justice de les inquiéter. Cette marche triomphale, qui faisait tout le tour extérieur de la ville, eut lieu pour la première fois en 1269, le dimanche après la Trinité. Elle se composait de tous les corps de métiers, de toutes les confréries, des compagnies de serments, des ordres religieux, et de tout le clergé de la ville, que suivaient les membres du Magistrat, de la gouvernance et du bailliage. Entre ces immenses lignes de fidèles, de religieux et de prêtres, paraissaient les châsses d'or et d'argent renfermant les saintes reliques que possédait la ville, et enfin ce que l'on appelait *la bonne fierte*, châsse plus riche que toutes les autres, dans laquelle étaient conservés des cheveux de la Mère de Dieu, et quelques gouttes d'une liqueur qui avait jailli miraculeusement d'une de ses images. Cette procession se faisait pendant neuf jours [1], et dans la suite des temps, les souverains pontifes et leurs légats se plurent à accorder des indulgences à ceux qui y assistaient. Les premières sont en date du 3 septembre 1269. « La dévotion à faire cette procession, » dit l'écrivain Turbelin, est si particulière au peuple que plusieurs » tiendraient avoir fait faute de bon bourgeois d'y manquer. » Le père Vincart nous apprend que dans ce pieux pèlerinage, au moins de son temps, on portait en mains de petites oriflammes ayant d'un côté l'image de Notre-Dame et de l'autre celle de S. Pierre. Le même auteur raconte que dans les années 1634 et 1635, on compta plus de dix mille personnes qui firent le tour de la ville en un seul jour. Cette procession cessa de se faire hors des murs en l'année 1705. Supprimée à l'époque de la révolution, son souvenir n'existe plus aujourd'hui que chez la génération qui s'en va, et les Lillois, pour qui la fête de Lille n'est que purement civile, ne se doutent pas que le repos, les repas de famille, les jeux auxquels ils se livrent alors, sont non-seulement une espèce d'hommage rendu à N.-D. de la Treille, mais encore la conservation du monument historique élevé en mémoire des prodiges opérés devant son image, il y a six siècles.

I V

Philippe le Bon consacre les chevaliers de la Toison d'or à Notre-Dame de la Treille.

A l'exemple de Marguerite de Constantinople et de Guy son fils, les comtes de Flandre tinrent toujours à devoir d'environner de respect et d'amour l'image de N.-D. de la Treille. Parmi eux, on distingue surtout Philippe le Bon. La ville de Lille, qu'un incendie allumé par les fureurs de la guerre avait presqu'entièrement détruite en 1213, s'était peu à peu relevée de ses ruines. La comtesse Jeanne de Constantinople, tout en fondant l'hospice *Comtesse* et l'hôpital *Saint-Sauveur*, avait reconstruit le chœur de l'église Saint-Pierre; mais néanmoins, après deux siècles,

[1] Nous pensons que ce cortège solennel paraissait seulement le premier, et, tout au plus, le dernier jour de la neuvaine. Ceux qui ne pouvaient accompagner le clergé suivaient, isolément dans un des jours de la neuvaine, l'itinéraire tracé pour le saint cortège. Cet usage se retrouve encore dans quelques localités, entr'autres à Valenciennes, où l'on fait le tour dit *du St-Cordon*, et à Bruges pendant l'octave de la fête du Saint Sang. Dans cette dernière ville, on voit des groupes nombreux parcourir les rues de la ville, dans le recueillement de la prière, et faire ce qu'ils appellent *l'ommegang*, c'est-à-dire le tour suivi par la procession.

cette basilique portait encore les traces du fléau qui l'avait atteinte. Philippe le Bon acheva de réparer ces désastres. Grace à ses libéralités, la reconstruction de l'édifice fut complète, et dans cette restauration le culte de la Mère de Dieu reçut la plus grande part. Le côté gauche du transept fut consacré à N.-D. de la Treille, dont l'image, encadrée dans une niche en pierre artistement travaillée, formait comme le couronnement du rétable, au bas duquel était un autel couvert de sculptures représentant les traits principaux de la vie de la sainte Vierge.

Cette chapelle était le lieu où la piété du noble duc de Bourgogne se plaisait davantage; aussi, après avoir institué à Bruges l'Ordre de la Toison d'or, voulant se consacrer, lui et ses chevaliers, à la Mère de Dieu, ce fut l'image de N.-D. de la Treille qu'il choisit pour être témoin de ses serments et les recevoir.

Lille fut, à cette occasion, le théâtre d'une des plus belles fêtes tout à la fois religieuses et chevaleresques qui se soient célébrées. Le 30 novembre 1431, les vingt-quatre nouveaux chevaliers, qui tous étaient les principaux seigneurs des états du duc de Bourgogne, se rendirent, suivis de leur illustre chef, du palais ducal à l'église. Ils étaient revêtus d'une robe de velours écarlate, brodée et fourrée d'hermine, portant au cou le collier d'or auquel était attachée la Toison qui pendait sur leur poitrine. Introduits par le corps capitulaire dans le chœur de la basilique, ils assistèrent à l'office de Notre-Dame; après quoi, ils se vouèrent à Dieu et à la glorieuse Vierge.

Le prince, dans son amour pour le culte de Marie, ne borna pas ses libéralités à la restauration de la chapelle de N.-D. de la Treille : il y fit placer le tombeau de ses aïeux, et consacra une donation pour y faire célébrer deux messes chaque jour et un office solennel tous les samedis. De plus, en 1430, avec l'agrément du Chapitre, il érigea dans ce sanctuaire une image de N.-D. des Sept Douleurs, qui, à côté de l'antique madone, devint bientôt l'objet de la dévotion du peuple lillois.

Chose digne de remarque, c'est en cette chapelle et à l'autel de N.-D. de la Treille, que furent inaugurés dans le pays le culte et la fête de la Compassion de la sainte Vierge, que l'Eglise célèbre le vendredi de la semaine de la Passion. Les chanoines commencèrent en 1570 à en célébrer publiquement l'office, qui fut approuvé par les papes Alexandre VII et Clément XI, pour toutes les églises qui avaient une confrérie de ce nom, et, en particulier, pour les *églises paroissiales de Lille*.

V

Miracles de Notre-Dame de la Treille.

La piété des comtes de Flandre, des chanoines de Saint-Pierre, des fidèles lillois et des pèlerins étrangers, avait donné au culte de l'image de N.-D. de la Treille une extension qui allait toujours croissante. En l'année 1519, Dieu voulut voir ce culte grandir encore, et il renouvela les prodiges dont l'église Saint-Pierre avait été le théâtre trois cents ans auparavant. Remarquons, en passant, que le seizième siècle fut une époque célèbre par les miracles qui, de tous côtés, éclatèrent devant les images et à l'invocation de la Mère du Sauveur. Alors commençait à se répandre l'hérésie de Luther, qui répudiait le culte de Marie et en général celui des saints et des images. Dieu, pour confirmer les fidèles dans la foi catholique, employait des prodiges qui démontraient, par un raisonnement compris de tous, la fausseté des nouvelles doctrines qui se propageaient.

Nous dirons donc, pour parler comme le Père Vincart, qui fut le témoin oculaire d'une partie de ces merveilles, que « l'année 1519 fut » une course continuelle de faveurs et de miracles. » M. Walerand Crudenaine, chanoine de Saint-Pierre, en a écrit l'histoire détaillée; on en compte vingt-neuf, opérés depuis le mois de janvier jusqu'au mois de décembre; en y ajoutant ceux des années suivantes, on arrive au-delà du chiffre de soixante. Les noms de ces heureux infortunés, secourus d'une manière prodigieuse, nous ont même été conservés. Les limites étroites que nous nous sommes tracées en écrivant cette notice, ne nous permettent que d'en citer quelques-uns.

Une femme appelée Michelle Prévot, âgée de soixante ans, était depuis vingt ans affligée d'une double hernie; elle invoqua N.-D. de la Treille et fut radicalement guérie.

Un enfant, fils d'Elie d'Esplanques, sur le point de rendre le dernier soupir, fut rendu instantanément à la santé, après une prière adressée avec confiance par ses parents à la sainte Vierge, à laquelle ils demandèrent de le recevoir dans sa treille pour lui rendre la santé.

Un enfant, fils de Jeanne Duforest, mort avant d'avoir vu la lumière, placé sur l'autel de N.-D. de la Treille, ouvrit les yeux, poussa des vagissements, et, dans une vie de quelques heures, put avoir le bonheur de recevoir le baptême.

Les chaleurs de l'été ayant occasionné une maladie épidémique, qui sévit surtout dans les rues étroites de la paroisse St-Sauveur, un grand nombre de personnes succombaient aux atteintes de la contagion. Pleins de confiance en N.-D. de la Treille, quelques malades se firent porter dans la chapelle où se vénérait la sainte image, et y trouvèrent une guérison instantanée. On cite parmi eux Catherine Monier, Jean Lestoquier, son époux, et Robert Bloucq, auxquels il faut joindre M. Hugues Delecambre, chanoine, qui, malgré ses amis, se traîna à grand'peine jusqu'à la chapelle, et y resta étendu devant l'autel jusqu'au moment où il reçut sa guérison.

En 1527, Barbe Carpentier, épouse d'Antoine Pollet, était complètement aveugle; sur sa demande, son mari la conduisit à la chapelle, et, au moment de l'élévation de la sainte Hostie, sa cécité disparut entièrement. Ce miracle paraît avoir été le dernier opéré dans le seizième siècle.

Cent ans plus tard il y en eut de nouveaux, mais en moins grand nombre. Nous nous contenterons d'en citer un qui, seul, suffirait pour permettre de donner à l'image de N.-D. de la Treille le titre d'image miraculeuse. Il s'opéra sur un appelé Jean Thauler, ouvrier peintre, atteint d'épilepsie et de paralysie, âgé de vingt-quatre ans. Ce jeune homme, qui était soigné à l'hôpital Comtesse, se fit transporter à Saint-Pierre, où, après avoir invoqué le secours de N.-D. de la Treille, il trouva sa guérison. Monseigneur Maximilien de Gand, évêque de Tournay, ouvrit une information canonique sur ce miracle, et sur les dépositions des témoins, d'un chirurgien et d'un docteur en médecine, il publia une ordonnance que nous traduisons textuellement.

Maximilien de Gand, par la grace de Dieu et du saint-siège apostolique, évêque de Tournay, à tous ceux qui ces présentes lettres verront, salut en notre Seigneur. Nous faisons savoir à tous, qu'ayant mûrement examiné et discuté en notre vicariat les dépositions des témoins juridiquement interrogés d'après notre ordre, touchant l'état, la délivrance et la guérison de Jean Thauler, paralysé de ses bras et de ses mains, nous déclarons par ces présentes que la dite guérison a été et est véritablement miraculeuse, par l'invocation et l'intercession de la très-heureuse Vierge Marie, qui est honorée dans l'insigne église collégiale de Saint-Pierre de Lille, de notre diocèse de Tournay, sous le titre de N.-D. de la Treille. Nous permettons que cette guérison soit publiée pour telle dans notre diocèse, selon le récit rapporté et tiré des informations faites là-dessus, auxquelles il est exactement conforme.

Donné à Tournay, en notre palais épiscopal, sous notre signature manuelle et le sceau de notre chancelier, le 6 septembre 1638.

MAXIMILIEN, *évêque de Tournay.*

V I

Consécration de la ville de Lille à Notre-Dame de la Treille.

Le renouvellement presque continuel des faits prodigieux par lesquels l'auguste patronne de Lille donnait à ses enfants tant de gages de sa bonté, en inspirant au cœur de la population tout entière une confiance sans bornes en sa bienfaitrice, devait produire un de ces actes de reconnaissance et d'amour qui font époque dans l'histoire d'une cité. Interprète des sentiments du peuple lillois, les membres du Magistrat voulurent voir se contracter une alliance éternelle entre la Mère de Dieu et leur patrie, et pour cela ils consacrèrent la ville à N.-D. de la Treille. Cette cérémonie eut lieu le 28 octobre 1634. Elle fut des plus splendides, et se passa en présence d'une foule immense de peuple, accouru dès le grand matin de tous les lieux d'alentour. A neuf heures, cette société, formée des hommes les plus vénérables, sortit de l'hôtel-de-ville en grand costume, au son des trompettes, des tambours et des cloches de la ville, pour se rendre à Saint-Pierre. Ils étaient précédés d'un héraut, portant un riche étendard destiné à rappeler à la postérité le pacte heureux qui allait se former. Cet étendard, en damas blanc, montrait, d'un côté, une peinture représentant la ville de Lille, au-dessus de laquelle apparaissait l'image de N.-D. de la Treille, jetant sur sa protégée un regard d'amour ; et dans le bas se lisait cette inscription en latin, tirée de la sainte Ecriture : *L'habitant de l'Ile dira : Voilà notre espérance.* De l'autre côté était un chronogramme qui, en formant la date de 1634, se traduisait par ces paroles : *Le sénat et le peuple consacrent la ville de Lille à N.-D. de la Treille.* Dans le haut étaient deux anges, dont l'un tenait les armes de la ville de Lille, et l'autre un livre représentant le registre de la Confrérie. Messieurs du Magistrat furent reçus par le clergé à la porte de la collégiale ; ils entrèrent dans la chapelle de N.-D. de la Treille, qui avait été décorée avec magnificence, et assistèrent à une messe solennelle chantée en musique. Le mayeur alla porter les clefs de la ville sur l'autel ; et, à l'offertoire, tous les membres du Magistrat, après s'être fait inscrire indistinctement dans la Confrérie, se rendirent en ordre à l'offrande, et présentèrent l'étendard qui, comme un monument de la consécration des Lillois à la Mère de Dieu, fut conservé précieusement, et parut dans la suite à toutes les fêtes de N.-D. de la Treille [1]. Les élèves du collège assistaient à cette

[1] Le mayeur de Lille était alors M. Levasseur, qui, après avoir été choisi dix fois pour gérer cette charge importante, fut inhumé à la chartreuse de la Boutillerie, qu'il avait fondée près de Fleurbaix. Son corps, mis à découvert lors de la dévastation de la chartreuse, en 1792, fut trouvé frais et vermeil, et un sang très-rouge jaillit d'un de ses

cérémonie, portant en mains des écussons sur lesquels étaient écrites les diverses invocations des Litanies de la sainte Vierge. La ville y était représentée par une immense fleur-de-lis [1], à laquelle étaient attachés autant de cierges que l'on comptait de rues et de carrefours dans la cité. Au salut solennel qui termina cette belle journée, pendant que la ville était illuminée, le jubé de la collégiale resplendissait de lumières dont l'agencement laissait lire ces paroles : *Insula civitas Virginis ;* c'est-à-dire : *Lille ville de la Vierge.*

Après cette cérémonie, les Lillois ne voulurent point faillir au titre qu'ils s'étaient donné. En témoignage de leur piété, ils décorèrent à l'envi de marbres, d'argent, d'or et de pierres précieuses le sanctuaire de N.-D. de la Treille. Ils placèrent en plus grand nombre, dans les rues et aux façades de leur maison, des images, devant lesquelles, le soir, ils allumaient des cierges et chantaient les Litanies de Notre-Dame. Une des pratiques de leur piété était de porter au doigt un anneau qui avait touché aux doigts de la sainte Madone ; et les jeunes époux, quelques jours après la célébration de leurs noces, allaient faire inscrire leurs noms dans le registre de la Confrérie.

V I I

Pèlerinages à Notre-Dame de la Treille.

Il y avait long-temps que les chrétiens de la Flandre et même des contrées éloignées, quand ils désiraient obtenir du ciel une grace particulière, prenaient la route de Lille, et venaient *servir* N.-D. de la Treille. Ces pèlerinages, ainsi que ceux à N.-D. de Grace de Cambrai, étaient passés en usage dans les mœurs du peuple ; mais, dès l'année 1634, ils devinrent plus fréquents et plus nombreux, et la cause de ce nouvel élan fut, avec la consécration de la ville, la renommée des miracles qui se renouvelaient si souvent. A la tête de ces pieux pèlerins, il faut placer Monseigneur Maximilien de Gand, évêque de Tournay, qui, en 1655, vint consacrer sa personne et son diocèse à N.-D. de la Treille. L'archiduc Albert et Isabelle son épouse, souverains des Pays-Bas, y étaient venus en l'année 1600. Les habitants de Douai y parurent en grand nombre, et les membres du Magistrat et de l'Université de cette ville, en se faisant inscrire dans la Confrérie, y laissèrent, en témoi-

---

doigts que lui coupa un ouvrier. Par ordre de l'autorité, il fut replacé dans un cercueil, apporté à Lille et inhumé dans le cimetière de Sainte-Catherine, proche du sanctuaire où quelques années plus tard la divine Providence devait faire apporter l'image chérie de N.-D. de la Treille, heureusement échappée au marteau révolutionnaire.

[1] On sait que les armes de la ville consistent en une fleur-de-lis d'argent sur fond de gueules.

gnage de leur dévotion, les armes de leur cité peintes sur une feuille de
vélin. Ceux d'Aire en Artois y furent solennellement représentés en
1659 par la noblesse de ce pays, en tête de laquelle marchait le gou-
verneur avec sa famille. Aux noms de tous ces hauts personnages
viennent se joindre des noms plus illustres encore : ceux de l'empereur
d'Allemagne, Ferdinand II, et de toute sa famille, qui, en envoyant
leurs armes et leurs devises, demandèrent à faire partie de l'association
de N.-D. de la Treille. Mais de tous les pèlerinages, le plus célèbre est
celui que firent les habitants de Tournay, en 1659, après le traité de
paix conclu entre la France et l'Espagne. Ayant établi dans l'église
Saint-Nicaise de cette ville une confrérie sous le même vocable que
celle de Lille, et après avoir célébré cette institution par une octave
solennelle, ils vinrent processionnellement à Lille, le dimanche 10 du
mois d'août. Cette procession, ordonnancée avec beaucoup de goût et de
piété, et dans laquelle on voyait une bannière portant l'inscription la-
tine : *Les pèlerins de Tournay se consacrent à N.-D. de la Treille*, et
un gros cierge chargé des armes de la ville de Tournay, fut reçue au
faubourg de Paris par de brillantes cavalcades, et, à l'entrée de la ville
par messieurs du Magistrat, qui, à cette occasion, firent tirer le canon
des remparts. Elle traversa les rues au milieu d'une immense multitude
de peuple, et fut introduite dans l'église Saint-Pierre par les chanoines
et tout le clergé. Le lendemain, à la messe célébrée pontificalement par
le révérend abbé de Cysoing, les pèlerins présentèrent leur cierge à
l'offrande, et, après l'office, le curé de Saint-Nicaise lut publiquement et
à haute voix l'acte de leur consécration.

Ce pèlerinage se renouvela chaque année jusqu'à l'époque de la révolution.

VIII

**Vœux de la ville. Jubilé séculaire de 1754. Révolution. Rétablissement
du culte de Notre-Dame de la Treille.**

En l'année 1667, Lille devint ville française. Louis XIV y entra
en vainqueur ; conduit à l'église Saint-Pierre, ce fut devant l'image
de N.-D. de la Treille qu'il fit serment de maintenir les lois, usages,
franchises et coutumes de la ville. Quarante ans plus tard, Lille fut
assiégée par les troupes de l'empereur d'Allemagne. Dans cette circonstance, le Magistrat fit vœu, au pied de l'image de N.-D. de la Treille,
exposée au milieu de l'église, que si la ville était préservée du pillage,
on ferait une procession solennelle en l'honneur de la patronne vénérée.
Une capitulation honorable sauva les biens et l'honneur des Lillois, qui
ne se rendirent que forcés par la misère et alors qu'une plus longue

résistance aurait été inutile. Le vœu fut accompli en 1713, lorsqu'après la bataille de Denain, les Français reprirent possession de la ville.

Une fête plus pompeuse vint au milieu de ce siècle raviver tous les souvenirs des siècles précédents : ce fut le jubilé séculaire de 1754. Nous renonçons à décrire cette solennité, dans laquelle le clergé et le peuple lillois déployèrent tout le luxe que la Flandre sut toujours donner à ses fêtes religieuses, dont la réputation s'est étendue si loin. Nous dirons seulement que la procession qui se fit le 16 juin retraça le triomphe de N.-D. de la Treille. Divisé en quatre parties, le cortège le représenta, d'abord dans le culte que d'illustres personnages ont rendu à la patronne de Lille ; secondement, dans la protection que les princes et souverains lui ont accordée ; troisièmement, dans les prérogatives dont l'Église l'a enrichi ; enfin, dans la dévotion que lui témoignèrent toujours le clergé, le Magistrat et le peuple de Lille. La tradition conservée jusqu'à nos jours redit encore que jamais la ville ne vit plus d'étrangers dans ses murs qu'à l'occasion de cette grande solennité.

Le siècle, hélas ! ne se termina pas sous une si douce influence !... Inutile de redire ici la douloureuse histoire de nos malheurs !... Lille, dans ces jours de deuil, s'acquit un nom immortel ; mais, ce que les Lillois ne doivent pas oublier, c'est que pendant que leurs pères combattaient vaillamment sur les remparts, leurs mères et tous ceux qui étaient restés fidèles à la vieille foi catholique invoquaient la patronne de la cité. Le premier jour du bombardement on commença une neuvaine à Notre-Dame de la Treille, et le neuvième jour, l'ennemi avait levé le siège de la ville, qui, sauvée de l'invasion étrangère, fut préservée d'un malheur plus grand encore : le tribunal et l'échafaud de 93.

Bientôt l'église Saint-Pierre, vendue et démolie, ne fut plus qu'un amas de décombres. Au milieu de ces décombres, un bourgeois, nommé Alain Gambier, découvrit l'image de N.-D. de la Treille ; il en fit l'acquisition, la cacha chez lui jusqu'à la réouverture des églises, et, à cette époque, elle fut déposée dans l'église Sainte-Catherine. Placée dans une des basses chapelles qui se trouvent près du grand portail, elle reçut les hommages empressés de ceux qui l'avaient honorée dans son ancien sanctuaire ; mais, la mort diminuant peu à peu le nombre de ces fidèles serviteurs, il arriva qu'elle devint presque inaperçue. Mgr Wicart, aujourd'hui évêque de Fréjus, lorsqu'il était à la tête de la paroisse Sainte-Catherine, plaça l'image miraculeuse dans le chœur, derrière le tabernacle du maître-autel, et la fit porter aux processions. Il était réservé à un enfant de la cité de ressusciter plus complètement son culte. M. l'abbé Bernard, nommé curé de Sainte-Catherine en 1842, lui consacra dans cette église un sanctuaire, et le cardinal Giraud rétablit la Confrérie, que le souverain pontife Grégoire XVI enrichit d'indulgences. C'est là qu'on la vénère aujourd'hui.

L'année 1854, c'est-à-dire l'anniversaire séculaire, est arrivée. La ville de Lille, en suivant les traditions que six siècles de son histoire lui ont transmises, se dispose à rendre les plus grands honneurs à la glorieuse Reine que cette image représente : une octave de prédications, d'offices solennels et de pieux pèlerinages, doit avoir lieu du 25 juin au 2 juillet 1854. Sur la demande de Mgr Regnier, archevêque de Cambrai, qui a fait valoir auprès du Saint-Père l'antiquité, la célébrité et les effets salutaires de la Confrérie et du culte de N.-D. de la Treille, Sa Sainteté Pie IX a bien voulu accorder une indulgence plénière à tous les fidèles de l'un et de l'autre sexe qui, confessés et communiés en quelque église ou chapelle que ce soit, visiteront une fois, dans l'intervalle du 25 juin au coucher du soleil du 2 juillet, l'église paroissiale de Sainte-Catherine, où est exposée l'image sainte de Notre-Dame de la Treille, et y prieront pieusement aux intentions de Sa Sainteté. Le bref du souverain Pontife est daté de saint Pierre de Rome le 22 mars 1854.

Les Lillois, toujours fidèles à la vieille foi de leurs pères, sauront, par leur zèle et leur piété, se montrer dans cette circonstance les dignes enfants de la ville qui, après tant de commotions et de bouleversements, est toujours restée *Lille, la ville de la Vierge !*

—◦< Lille, Typ. L. Lefort. Mai 1854. >◦—

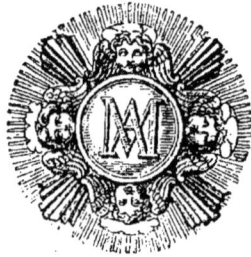

www.ingramcontent.com/pod-product-compliance
Lightning Source LLC
Chambersburg PA
CBHW050422210326
41520CB00020B/6713